DANK

BARKEITS

TAGE

BUCH

Published 2015 by LULU.com
ISBN 9781326384586

LIEBE FREUNDIN,
ODER LIEBER FREUND!

Manchmal häufen sich die Sorgen und wir gehen schwermütig und nachdenklich durchs Leben.

Manchmal gewöhnen wir uns jedoch leider an, unsere Aufmerksamkeit eher auf Probleme zu lenken, obwohl es zur gleichen Zeit schöne Dinge in unserem Alltag gibt.

Sowohl die Glücksforschung als auch die Neurowissenschaft hat herausgefunden, dass sich unsere Zufriedenheit steigern lässt, wenn wir uns auf diese schönen Dinge konzentrieren.

Das Führen eines Dankbarkeitstagebuches ist ein erprobter Weg dazu:

Jeden Abend sollten drei Dinge eingetragen warden, die an diesem Tag gut gelaufen sind. Nach wenigen Wochen hebt sich die Stimmung, und angeblich sind einige Menschen sogar schon süchtig nach diesen abendlichen Eintragungen geworden …

Ich würde mich freuen, wenn Du es einmal ausprobierst – und mir dann erzählst, ob es bei dir gewirkt hat!

Danke übrigens, dass ich Dich in meinem Freundeskreis haben darf!

Liebe Grüße von einem Menschen dem Du wichtig bist

3

SCHÖNE DINGE,

die ich

HEUTE

erlebt

habe:

Letzte Vorjahreswoche von	bis

MONTAG

....
....
....
....
....
....

DIENSTAG

....
....
....
....
....
....

MITTWOCH

....
....
....
....
....
....

DONNERSTAG

....
....
....
....
....
....

FREITAG

....
....
....
....
....
....

SAMSTAG

....
....
....
....
....

SONNTAG

....
....
....
....

1.Woche von	bis

MONTAG

....
....
....
....
....
....

DIENSTAG

....
....
....
....
....
....

MITTWOCH

....
....
....
....
....
....

DONNERSTAG

....
....
....
....
....
....

FREITAG

....
....
....
....
....
....

SAMSTAG

....
....
....
....
....

SONNTAG

....
....
....
....

2. Woche von	bis

MONTAG

....

....

....

....

....

....

DIENSTAG

....

....

....

....

....

....

MITTWOCH

....

....

....

....

....

....

DONNERSTAG

....
....
....
....
....
....

FREITAG

....
....
....
....
....
....

SAMSTAG

....
....
....
....
....

SONNTAG

....
....
....
....

3.Woche von	bis

MONTAG

....
....
....
....
....
....

DIENSTAG

....
....
....
....
....
....

MITTWOCH

....
....
....
....
....
....

DONNERSTAG

....
....
....
....
....
....

FREITAG

....
....
....
....
....
....

SAMSTAG

....
....
....
....
....

SONNTAG

....
....
....
....

4. Woche von	bis

MONTAG

....
....
....
....
....
....

DIENSTAG

....
....
....
....
....
....

MITTWOCH

....
....
....
....
....
....

DONNERSTAG

....
....
....
....
....
....

FREITAG

....
....
....
....
....
....

SAMSTAG

....
....
....
....
....

SONNTAG

....
....
....
....

5. Woche von   bis

MONTAG

....
....
....
....
....
....

DIENSTAG

....
....
....
....
....
....

MITTWOCH

....
....
....
....
....
....

DONNERSTAG

....
....
....
....
....
....

FREITAG

....
....
....
....
....
....

SAMSTAG

....
....
....
....
....

SONNTAG

....
....
....
....

6. Woche von   bis

MONTAG

....
....
....
....
....
....

DIENSTAG

....
....
....
....
....
....

MITTWOCH

....
....
....
....
....
....

DONNERSTAG

....
....
....
....
....
....

FREITAG

....
....
....
....
....
....

SAMSTAG

....
....
....
....
....

SONNTAG

....
....
....
....

| 7. Woche von   bis |

MONTAG

....
....
....
....
....
....

DIENSTAG

....
....
....
....
....
....

MITTWOCH

....
....
....
....
....
....

DONNERSTAG

....
....
....
....
....
....

FREITAG

....
....
....
....
....
....

SAMSTAG

....
....
....
....
....

SONNTAG

....
....
....
....

8. Woche von	bis

MONTAG

....
....
....
....
....
....

DIENSTAG

....
....
....
....
....
....

MITTWOCH

....
....
....
....
....
....

DONNERSTAG

....
....
....
....
....
....

FREITAG

....
....
....
....
....
....

SAMSTAG

....
....
....
....
....

SONNTAG

....
....
....
....

9.Woche von	bis

MONTAG

....
....
....
....
....
....

DIENSTAG

....
....
....
....
....
....

MITTWOCH

....
....
....
....
....
....

DONNERSTAG

....
....
....
....
....
....

FREITAG

....
....
....
....
....
....

SAMSTAG

....
....
....
....
....

SONNTAG

....
....
....
....

10. Woche von	bis

MONTAG

....
....
....
....
....
....

DIENSTAG

....
....
....
....
....
....

MITTWOCH

....
....
....
....
....
....

DONNERSTAG

....
....
....
....
....
....

FREITAG

....
....
....
....
....
....

SAMSTAG

....
....
....
....
....

SONNTAG

....
....
....
....

11.Woche von	bis

MONTAG

....
....
....
....
....
....

DIENSTAG

....
....
....
....
....
....

MITTWOCH

....
....
....
....
....
....

DONNERSTAG

....
....
....
....
....
....

FREITAG

....
....
....
....
....
....

SAMSTAG

....
....
....
....
....

SONNTAG

....
....
....
....

12. Woche von	bis

MONTAG

....
....
....
....
....
....

DIENSTAG

....
....
....
....
....
....

MITTWOCH

....
....
....
....
....
....

DONNERSTAG

....
....
....
....
....
....

FREITAG

....
....
....
....
....
....

SAMSTAG

....
....
....
....
....

SONNTAG –

....
....
....
....

13.Woche von	bis

MONTAG

....
....
....
....
....
....

DIENSTAG

....
....
....
....
....
....

MITTWOCH

....
....
....
....
....
....

DONNERSTAG

....
....
....
....
....
....

FREITAG

....
....
....
....
....
....

SAMSTAG

....
....
....
....
....

SONNTAG –

....
....
....
....

14. Woche von   bis

MONTAG

....
....
....
....
....
....

DIENSTAG

....
....
....
....
....
....

MITTWOCH

....
....
....
....
....
....

DONNERSTAG

....
....
....
....
....
....

FREITAG

....
....
....
....
....
....

SAMSTAG

....
....
....
....
....

SONNTAG

....
....
....
....

15. Woche von   bis

MONTAG

....
....
....
....
....
....

DIENSTAG

....
....
....
....
....
....

MITTWOCH

....
....
....
....
....
....

DONNERSTAG

....
....
....
....
....
....

FREITAG

....
....
....
....
....
....

SAMSTAG

....
....
....
....
....

SONNTAG

....
....
....
....

16. Woche von	bis

MONTAG

....
....
....
....
....
....

DIENSTAG

....
....
....
....
....
....

MITTWOCH

....
....
....
....
....
....

DONNERSTAG

....
....
....
....
....
....

FREITAG

....
....
....
....
....
....

SAMSTAG

....
....
....
....
....

SONNTAG

....
....
....
....

17.Woche von   bis

MONTAG

....
....
....
....
....
....

DIENSTAG

....
....
....
....
....
....

MITTWOCH

....
....
....
....
....
....

DONNERSTAG

....
....
....
....
....
....

FREITAG

....
....
....
....
....
....

SAMSTAG

....
....
....
....
....

SONNTAG

....
....
....
....

18. Woche von   bis

MONTAG

....
....
....
....
....
....

DIENSTAG

....
....
....
....
....
....

MITTWOCH

....
....
....
....
....
....

DONNERSTAG

....
....
....
....
....
....

FREITAG

....
....
....
....
....
....

SAMSTAG

....
....
....
....
....

SONNTAG –

....
....
....
....

19. Woche von	bis

MONTAG

....
....
....
....
....
....

DIENSTAG

....
....
....
....
....
....

MITTWOCH

....
....
....
....
....
....

DONNERSTAG

....
....
....
....
....
....

FREITAG

....
....
....
....
....
....

SAMSTAG

....
....
....
....
....

SONNTAG

....
....
....
....

20.Woche von   bis

MONTAG

....
....
....
....
....
....

DIENSTAG

....
....
....
....
....
....

MITTWOCH

....
....
....
....
....
....

DONNERSTAG

....
....
....
....
....
....

FREITAG

....
....
....
....
....
....

SAMSTAG

....
....
....
....
....

SONNTAG

....
....
....
....

21.Woche von	bis

MONTAG

....
....
....
....
....
....

DIENSTAG

....
....
....
....
....
....

MITTWOCH

....
....
....
....
....
....

DONNERSTAG

....
....
....
....
....
....

FREITAG

....
....
....
....
....
....

SAMSTAG

....
....
....
....
....

SONNTAG

....
....
....
....

22. Woche von   bis

MONTAG

....
....
....
....
....
....

DIENSTAG

....
....
....
....
....
....

MITTWOCH

....
....
....
....
....
....

DONNERSTAG

....
....
....
....
....
....

FREITAG

....
....
....
....
....
....

SAMSTAG

....
....
....
....
....

SONNTAG

....
....
....
....

23. Woche von   bis

MONTAG

....
....
....
....
....
....

DIENSTAG

....
....
....
....
....
....

MITTWOCH

....
....
....
....
....
....

DONNERSTAG

....
....
....
....
....
....

FREITAG

....
....
....
....
....
....

SAMSTAG

....
....
....
....
....

SONNTAG

....
....
....
....

24. Woche von	bis

MONTAG

....
....
....
....
....
....

DIENSTAG

....
....
....
....
....
....

MITTWOCH

....
....
....
....
....
....

DONNERSTAG

....
....
....
....
....
....

FREITAG

....
....
....
....
....
....

SAMSTAG

....
....
....
....
....

SONNTAG

....
....
....
....

25. Woche von   bis

MONTAG

....
....
....
....
....
....

DIENSTAG

....
....
....
....
....
....

MITTWOCH

....
....
....
....
....
....

DONNERSTAG

....
....
....
....
....
....

FREITAG

....
....
....
....
....
....

SAMSTAG

....
....
....
....
....

SONNTAG

....
....
....
....

26. Woche von   bis

MONTAG

....
....
....
....
....
....

DIENSTAG

....
....
....
....
....
....

MITTWOCH

....
....
....
....
....
....

DONNERSTAG

....
....
....
....
....
....

FREITAG

....
....
....
....
....
....

SAMSTAG

....
....
....
....
....

SONNTAG

....
....
....
....

27.Woche von   bis

MONTAG –

....
....
....
....
....
....

DIENSTAG

....
....
....
....
....
....

MITTWOCH

....
....
....
....
....
....

DONNERSTAG

....
....
....
....
....
....

FREITAG

....
....
....
....
....
....

SAMSTAG

....
....
....
....
....

SONNTAG

....
....
....
....

28. Woche von   bis

MONTAG

....
....
....
....
....
....

DIENSTAG

....
....
....
....
....
....

MITTWOCH

....
....
....
....
....
....

DONNERSTAG

....
....
....
....
....
....

FREITAG

....
....
....
....
....
....

SAMSTAG

....
....
....
....
....

SONNTAG

....
....
....
....

29. Woche von	bis

MONTAG

....
....
....
....
....
....

DIENSTAG

....
....
....
....
....
....

MITTWOCH

....
....
....
....
....
....

DONNERSTAG

....
....
....
....
....
....

FREITAG

....
....
....
....
....
....

SAMSTAG

....
....
....
....
....

SONNTAG

....
....
....
....

30. Woche von   bis

MONTAG

....
....
....
....
....
....

DIENSTAG

....
....
....
....
....
....

MITTWOCH

....
....
....
....
....
....

DONNERSTAG

....
....
....
....
....
....

FREITAG

....
....
....
....
....
....

SAMSTAG

....
....
....
....
....

SONNTAG

....
....
....
....

31.Woche von   bis

MONTAG

....
....
....
....
....
....

DIENSTAG

....
....
....
....
....
....

MITTWOCH

....
....
....
....
....
....

DONNERSTAG

....
....
....
....
....
....

FREITAG

....
....
....
....
....
....

SAMSTAG

....
....
....
....
....

SONNTAG

....
....
....
....

32. Woche von   bis

MONTAG

....
....
....
....
....
....

DIENSTAG

....
....
....
....
....
....

MITTWOCH

....
....
....
....
....
....

DONNERSTAG

....
....
....
....
....
....

FREITAG

....
....
....
....
....
....

SAMSTAG

....
....
....
....
....

SONNTAG

....
....
....
....

33. Woche von   bis

MONTAG

....
....
....
....
....
....

DIENSTAG

....
....
....
....
....
....

MITTWOCH

....
....
....
....
....
....

DONNERSTAG

....
....
....
....
....
....

FREITAG

....
....
....
....
....
....

SAMSTAG

....
....
....
....
....

SONNTAG

....
....
....
....

34. Woche von   bis   .

MONTAG

....
....
....
....
....
....

DIENSTAG

....
....
....
....
....
....

MITTWOCH

....
....
....
....
....
....

DONNERSTAG

....
....
....
....
....
....

FREITAG

....
....
....
....
....
....

SAMSTAG

....
....
....
....
....

SONNTAG

....
....
....
....

35. Woche von   bis

MONTAG

....
....
....
....
....
....

DIENSTAG

....
....
....
....
....
....

MITTWOCH

....
....
....
....
....
....

DONNERSTAG

....
....
....
....
....
....

FREITAG

....
....
....
....
....
....

SAMSTAG

....
....
....
....
....

SONNTAG

....
....
....
....

36. Woche von	bis

MONTAG

....
....
....
....
....
....

DIENSTAG

....
....
....
....
....
....

MITTWOCH

....
....
....
....
....
....

DONNERSTAG

....
....
....
....
....
....

FREITAG

....
....
....
....
....
....

SAMSTAG

....
....
....
....
....

SONNTAG

....
....
....
....

37. Woche von	bis

MONTAG

....
....
....
....
....
....

DIENSTAG

....
....
....
....
....
....

MITTWOCH

....
....
....
....
....
....

DONNERSTAG

....
....
....
....
....
....

FREITAG

....
....
....
....
....
....

SAMSTAG

....
....
....
....
....

SONNTAG

....
....
....
....

38. Woche von   bis

MONTAG

....
....
....
....
....
....

DIENSTAG

....
....
....
....
....
....

MITTWOCH

....
....
....
....
....
....

DONNERSTAG

....
....
....
....
....
....

FREITAG

....
....
....
....
....
....

SAMSTAG

....
....
....
....
....

SONNTAG

....
....
....
....

39. Woche von	bis

MONTAG

....
....
....
....
....
....

DIENSTAG

....
....
....
....
....
....

MITTWOCH

....
....
....
....
....
....

DONNERSTAG

....
....
....
....
....
....

FREITAG

....
....
....
....
....
....

SAMSTAG

....
....
....
....
....

SONNTAG

....
....
....
....

40.Woche von   bis

MONTAG

....
....
....
....
....
....

DIENSTAG

....
....
....
....
....
....

MITTWOCH

....
....
....
....
....
....

DONNERSTAG

....
....
....
....
....
....

FREITAG

....
....
....
....
....
....

SAMSTAG

....
....
....
....
....

SONNTAG

....
....
....
....

41.Woche von	bis

MONTAG

....
....
....
....
....
....

DIENSTAG

....
....
....
....
....
....

MITTWOCH –

....
....
....
....
....
....

DONNERSTAG

....
....
....
....
....
....

FREITAG

....
....
....
....
....
....

SAMSTAG

....
....
....
....
....

SONNTAG

....
....
....
....

42. Woche von	bis

MONTAG –

....
....
....
....
....
....

DIENSTAG

....
....
....
....
....
....

MITTWOCH

....
....
....
....
....
....

DONNERSTAG

....
....
....
....
....
....

FREITAG

....
....
....
....
....
....

SAMSTAG

....
....
....
....
....

SONNTAG

....
....
....
....

43.Woche von	bis

MONTAG

....
....
....
....
....
....

DIENSTAG

....
....
....
....
....
....

MITTWOCH

....
....
....
....
....
....

DONNERSTAG

....
....
....
....
....
....

FREITAG

....
....
....
....
....
....

SAMSTAG

....
....
....
....
....

SONNTAG

....
....
....
....

44. Woche von   bis

MONTAG

....
....
....
....
....
....

DIENSTAG

....
....
....
....
....
....

MITTWOCH

....
....
....
....
....
....

DONNERSTAG

....
....
....
....
....
....

FREITAG

....
....
....
....
....
....

SAMSTAG

....
....
....
....
....

SONNTAG

....
....
....
....

45. Woche von   bis

MONTAG

....
....
....
....
....
....

DIENSTAG

....
....
....
....
....
....

MITTWOCH

....
....
....
....
....
....

DONNERSTAG

....
....
....
....
....
....

FREITAG

....
....
....
....
....
....

SAMSTAG

....
....
....
....
....

SONNTAG

....
....
....
....

46. Woche von	bis

MONTAG

....
....
....
....
....
....

DIENSTAG

....
....
....
....
....
....

MITTWOCH

....
....
....
....
....
....

DONNERSTAG

....
....
....
....
....
....

FREITAG

....
....
....
....
....
....

SAMSTAG

....
....
....
....
....

SONNTAG

....
....
....
....

47. Woche von	bis

MONTAG

....
....
....
....
....
....

DIENSTAG

....
....
....
....
....
....

MITTWOCH

....
....
....
....
....
....

DONNERSTAG

....
....
....
....
....
....

FREITAG

....
....
....
....
....
....

SAMSTAG

....
....
....
....
....

SONNTAG

....
....
....
....

48. Woche von	bis

MONTAG

....
....
....
....
....
....

DIENSTAG

....
....
....
....
....
....

MITTWOCH

....
....
....
....
....
....

DONNERSTAG

....
....
....
....
....
....

FREITAG

....
....
....
....
....
....

SAMSTAG

....
....
....
....
....

SONNTAG

....
....
....
....

49. Woche von	bis

MONTAG

....
....
....
....
....
....

DIENSTAG

....
....
....
....
....
....

MITTWOCH

....
....
....
....
....
....

DONNERSTAG

....
....
....
....
....
....

FREITAG

....
....
....
....
....
....

SAMSTAG

....
....
....
....
....

SONNTAG

....
....
....
....

50. Woche von	bis

MONTAG

....
....
....
....
....
....

DIENSTAG

....
....
....
....
....
....

MITTWOCH

....
....
....
....
....
....

DONNERSTAG

....
....
....
....
....
....

FREITAG

....
....
....
....
....
....

SAMSTAG

....
....
....
....
....

SONNTAG

....
....
....
....

51. Woche von   bis

MONTAG

....
....
....
....
....
....

DIENSTAG

....
....
....
....
....
....

MITTWOCH

....
....
....
....
....
....

DONNERSTAG

....
....
....
....
....
....

FREITAG

....
....
....
....
....
....

SAMSTAG

....
....
....
....
....

SONNTAG

....
....
....
....

52. Woche von	bis

MONTAG

....
....
....
....
....
....

DIENSTAG

....
....
....
....
....
....

MITTWOCH

....
....
....
....
....
....

DONNERSTAG

....
....
....
....
....
....

FREITAG

....
....
....
....
....
....

SAMSTAG

....
....
....
....
....

SONNTAG

....
....
....
....

Restwoche von	bis

MONTAG

....
....
....
....
....
....

DIENSTAG

....
....
....
....
....
....

MITTWOCH

....
....
....
....
....
....

DONNERSTAG

....
....
....
....
....
....

FREITAG

....
....
....
....
....
....

SAMSTAG

....
....
....
....
....

SONNTAG

....
....
....
....

LITERATURTIPPS:

Sonja Lyubomirski: Glücklich Sein

Martin Seligman: Flourish

Action for Happiness (englisch):

www.actionforhappiness.org

Die Bücher von Gerald Hüther

(von allen AutorInnen gibt es auch
Videos im Internet)

www.ingramcontent.com/pod-product-compliance
Lightning Source LLC
Chambersburg PA
CBHW060411290526
45791CB00002B/708